Richard Norman
Jeremy Dunning-Davies

A magnécia informativa

Richard Norman
Jeremy Dunning-Davies

A magnécia informativa

SciénciaScripts

Imprint

Any brand names and product names mentioned in this book are subject to trademark, brand or patent protection and are trademarks or registered trademarks of their respective holders. The use of brand names, product names, common names, trade names, product descriptions etc. even without a particular marking in this work is in no way to be construed to mean that such names may be regarded as unrestricted in respect of trademark and brand protection legislation and could thus be used by anyone.

Cover image: www.ingimage.com

This book is a translation from the original published under ISBN 978-620-2-05908-4.

Publisher:
Sciencia Scripts
is a trademark of
Dodo Books Indian Ocean Ltd. and OmniScriptum S.R.L publishing group

120 High Road, East Finchley, London, N2 9ED, United Kingdom
Str. Armeneasca 28/1, office 1, Chisinau MD-2012, Republic of Moldova, Europe
Printed at: see last page
ISBN: 978-620-7-88237-3

Copyright © Richard Norman, Jeremy Dunning-Davies
Copyright © 2024 Dodo Books Indian Ocean Ltd. and OmniScriptum S.R.L publishing group

Índice

Capítulo 1

Introdução:

A água é uma molécula altamente complexa e única que é fundamental para a vida tal como a entendemos. No entanto, logo à partida, é importante notar que, no que diz respeito aos manuais de química, toda a teoria é totalmente dependente da eletrostática e evita qualquer menção à eletrodinâmica e ao consequente campo de radiação. É este ponto crucial que contribui para a incapacidade de reconhecer os fenómenos que dependem desse campo. Na ciência hadrónica, a própria água líquida, através das suas pontes de H, é entendida como uma estrutura magnecular, com uma temperatura de Curie de 100 graus C (Santilli, 2005, 2008, 2012 e outros). Interessante e importante é o facto de Santilli ter salientado, numa comunicação privada, que grande parte da sua teoria dos magnéculas poderia ser derivada através da eletrodinâmica quântica, em vez dos métodos que defendeu no seu livro *Foundations of Hadronic Chemistry* (2001). Começaremos por articular algumas das propriedades especiais da água, uma vez que implicam efeitos funcionais relacionados com processos informacionais, campos EM e dinâmica aquosa no âmbito da biologia.

A água tem muitas propriedades únicas e é experimentalmente derivável como a interface primária com os sistemas biológicos. O estado da água, o pH, as ligações de hidrogénio e a "memória" magnética da água são afectados pelo eletromagnetismo (Fesenko & Gluvstein 1995; Yamashita et al., 2003; Dunning-Davies 2012; Zhao et al., 2015). Os campos electromagnéticos de frequência extremamente baixa (ELF-EMF) afectam a água através da alteração da parte de energia mais baixa da banda de absorção de estiramento (-3250 cm^{-1}) relacionada com populações coerentes totalmente ligadas ao hidrogénio (De Ninno & Castellano 2011). Há uma grande quantidade de provas da física experimental, da química e da biologia que apoiam a noção de que a água é um mediador primário dos efeitos biológicos induzidos por meios electromagnéticos nos sistemas vivos. A germinação do pólen, a resistência da planta do tabaco a agentes patogénicos, a hidratação e germinação das sementes, técnicas como a espetroscopia de fotoluminescência utilizada para determinar a atividade dos campos pulsados na "interface bolha/água", a simulação do efeito do campo magnético e outras experiências são abundantes (Betti et al., 2011; Trebbi et al., 2007;

Amyan 2004, 2004a, 2006; Vallee et al., 2005, *2005a*; Chang & Weng 2006, 2008; Pang & Deng 2008). Deste ponto de vista, parece claro que a água pode muito bem ser a principal interface mnémica para a transferência de informação quântica electromagnética/fotónica de compostos activos para sistemas biológicos. Este efeito tem lugar à temperatura ambiente.

Atualmente, sabe-se que *os processos* quânticos *emaranhados* e *a troca de informações contribuem de forma* dinâmica para os sistemas biológicos à temperatura ambiente (Cai et al. 2010; Cifra et al. 2010; Rosi et al. 2011; Prasad et al. 2014) e, por meio de modelos empiricamente rigorosos da Teoria da Densidade Dependente do Tempo, foram demonstrados como contribuintes primários para a evolução da própria vida a partir de sistemas de kernel pré-biótico fotossintético no Isua Greenstone Belt na Groenlândia há cerca de 3,7 - 3,85 bilhões de anos (Tamulis et al. 2016; Norman e Tamulis 2016). Há mais provas de longa data da delicada conetividade entre a expressão fotónica e os processos biológicos. O que é agora conhecido como o campo coerente de biofótons (por favor, pense no trabalho da vida de Fritz Popp), foi descoberto pela primeira vez por Alexander Gurwitsch enquanto trabalhava com raízes de cebola em 1922 como "radiação mitogenética" na faixa de UV, exemplificando seu conceito de "campos morfogenéticos". Em Popp (1999) lemos: "...um único fotão pode ser suficiente para desencadear cerca de 10^9 reacções por segundo, uma vez que o tempo médio de reação é da ordem dos 10^{-9} segundos e desde que - além disso - seja direcionado de forma a fornecer a energia de ativação certa, bem como o momento certo, no momento certo e no local certo. Isto significa que uma intensidade surpreendentemente baixa de fotões pode ser suficiente para desencadear todas as reacções químicas numa célula". Os campos electromagnéticos podem ser definidos matematicamente como sendo informativamente interactivos com os sistemas biológicos (Brizhik et al. 2003; Brizhik e Foletti 2014). Com base nesta evidência, concluímos que, dadas as condições correctas (à temperatura ambiente), *os fotões podem ser codificados informativamente e, através de processos quânticos, podem e afectam os sistemas biológicos.*

Uma vez que propomos que *a informação* (molecular) pode, por si *só,* afetar os resultados morfofuncionais biológicos através da memória aquosa, temos de detalhar a história e as provas matemáticas que sustentam a noção proposta de capacidade de memória na água.

Capítulo 2

História, matemática e teoria geral em apoio da memória aquosa e da distribuição coerente da informação biológica.

Antecedentes históricos:

Há muito tempo que se especula sobre se as substâncias, como a água, têm de facto memória. No entanto, foi em 1988 que apareceu um artigo verdadeiramente espantoso na revista *Nature,* que pretendia relatar a observação experimental desta propriedade assumida por muitos como sendo apenas um atributo dos animais, em particular dos seres humanos. O artigo em questão (Davenas 1988), de uma equipa dirigida pelo Dr. Jacques Benveniste, afirmava ter observado que agentes biológicos extremamente diluídos eram ainda capazes de desencadear sistemas biológicos relevantes. De facto, afirmavam mesmo que isso acontecia na ausência de moléculas físicas reais dos agentes em causa. Algumas das experiências tinham sido reproduzidas noutros laboratórios que não o de Benveniste e membros desses laboratórios assinaram o artigo. No entanto, este artigo suscitou uma vaga de comentários e levou a que as experiências fossem repetidas sob o olhar "científico" de um detetor de fraudes, de um jornalista e de um mágico. Presumivelmente, por "um jornalista" entendia-se o editor da *Nature,* mas essa pessoa era, por formação, um físico e seria de esperar que tivesse algum conhecimento elementar da teoria da informação e da sua aplicação a sistemas físicos. Apesar de ser um tema relativamente antigo na altura, a teoria da informação estava a chegar à física através de livros como o de Brillouin (1962). Alguns poderão ter pensado que este facto teria introduzido uma nota mais cautelosa em algumas das condenações ao trabalho de Benveniste.

O artigo em si apareceu na edição da revista de 30 de junho de 1988 e o furor que se seguiu foi tal que o então editor da *Nature* resumiu a sua leitura da situação e pôs fim à correspondência na edição de 27th de outubro de 1988, depois de dar ao Dr. Benveniste a oportunidade de responder às suas críticas. O que é que causou realmente o furor? A resposta é melhor resumida pela 'Reserva Editorial' que apareceu com o artigo original. Nela se dizia que "os leitores deste artigo podem partilhar a incredulidade dos muitos revisores que comentaram várias versões do mesmo durante os últimos meses. A essência do resultado é que uma solução aquosa de um anticorpo mantém a sua capacidade de evocar uma resposta biológica, mesmo quando diluída de tal forma que a probabilidade de existir uma única molécula em qualquer amostra é insignificante. Não existe qualquer base física para esta atividade". No comentário posterior, chama-se a atenção para o facto de que uma das preocupações do editor da *Nature* era que a publicação do artigo "iria certamente despertar o interesse da comunidade homeopática". Assim sendo, é surpreendente que o artigo tenha sido publicado, mas apareceu, apesar de ter sido declarado que não havia base física para explicar os fenómenos alegados.

É esta última afirmação que é agora posta em causa com o aparecimento de um artigo que pretende dar a base biofísica das experiências de Benveniste (Widom et al., 2010). A partir deste ponto de vista, o mecanismo geral da Medicina da Informação Quântica pode ser sugerido.

Fundamentação teórica:

A base da teoria da informação está atualmente bem estabelecida. Seguindo a abordagem de Brillouin (1962), se P denota o número de estados num sistema, então a capacidade de memória da informação (denotada por I) em 'bits' é definida como

$$I = \ln P, \qquad\qquad (1)$$

em que, se um problema for considerado com N selecções independentes diferentes, cada uma correspondendo a uma escolha binária (0 ou 1), o número total de possibilidades é

$$P = 2^N \qquad (2)$$

e assim a informação é:

$$I = N\ln 2. \qquad (3)$$

Em alternativa, a função de entropia da termodinâmica estatística é dada por

$$S = k\ln P, \qquad (4)$$

em que k é a constante de Boltzmann.

Segue-se que, para a expressão acima para P,

$$S = k\ln(2^N) = kN\ln 2 \qquad (5)$$

Além disso, pode notar-se que a primeira e a segunda leis da termodinâmica podem ser combinadas na equação

$$dU = TdS + d'W, \qquad (6)$$

em que dU representa a energia interna, T a temperatura absoluta e $d'W$ o trabalho efectuado sobre ou pelo sistema. Em termos de capacidade de memória, isto torna-se

$$dU = (kNT\ln 2)dN + d'W \qquad (7)$$

e verifica-se imediatamente que a energia necessária para adicionar um bit de memória ao sistema é dada por

$$kTln2 = \frac{\partial U}{\partial N} \qquad\qquad (8)$$

onde a derivada parcial é avaliada com o termo de trabalho mantido constante.

Note-se que a capacidade calorífica é necessariamente uma quantidade positiva (Lavenda & Dunning-Davies 1990) e, por conseguinte, esta última equação conduz à constatação (Widom et al., 2010) de que um programa escrito utilizando AN bits de memória do sistema dissipa uma energia de pelo menos [$kNTln2]AN$. Como já foi referido, isto constitui um limite irreversível para uma computação clássica imposto pela segunda lei da termodinâmica, embora se deva ter sempre muito cuidado ao aplicar resultados da termodinâmica clássica à mecânica estatística ou à teoria da informação, pois não é claro que as funções denominadas *entropia* em cada uma destas três disciplinas sejam sempre idênticas (Sands, 2016 e referências aí citadas).

Esta breve introdução a algumas das ideias básicas da teoria da informação e a ligação com a termodinâmica estatística fornece uma parte da base para a promoção da ideia de que a água possui memória. A segunda parte deriva de um estudo pormenorizado de algumas das propriedades da própria água.

Propriedades da água:

A água é um líquido tão comum e aparentemente tão simples que a maioria o toma por garantido e a imagem popular, derivada da química padrão, de que é composta por um átomo de oxigénio ligado a dois átomos de hidrogénio desmente uma estrutura bastante detalhada e complexa. A química clássica dos livros didácticos tem uma história invejável de verdadeiro sucesso científico, mas na realidade está confinada a um esquema simples de cargas que interagem através de forças estáticas de Coulomb; ou seja, está totalmente dependente da eletrostática e omite qualquer menção à eletrodinâmica e ao consequente campo de radiação. É esta negligência básica que é responsável pela incapacidade de reconhecer fenómenos que dependem, de facto, desse campo de radiação. Isto é duplamente lamentável, uma vez que os físicos e os engenheiros estão bem cientes desta causa e efeito, pois é devido a este efeito dinâmico que tantos aparelhos modernos funcionam; por exemplo, a luz eléctrica de que todos nós dependemos e as ligações wifi que estão a assumir uma importância crescente nas nossas vidas. Especula-se que uma boa percentagem dos efeitos da física da matéria condensada utiliza o campo de radiação de uma forma ou de outra, mas parece que ainda não encontrou lugar em grande parte da química básica.

Este artigo [(Widom et al., 2010) e referências aí citadas] chama a atenção para o facto de se ter demonstrado que a água contém domínios ordenados de dipolo elétrico devido a uma condensação de fotões que interagem com momentos de dipolo molecular. Estes domínios ordenados produzem um calor de vaporização da água por molécula invulgarmente elevado, o que demonstrou implicar um elevado grau de capacidade de armazenamento de memória. De modo semelhante, demonstrou-se que a entropia parcial por molécula de uma espécie iónica dissolvida num eletrólito aquoso implica um grande número de bits de informação por ião. Este número é, de facto, tão elevado que leva a esperar que esses iões estejam ligados a um domínio ordenado da água. Este estado de coisas permite a existência de membranas semipermeáveis que podem permitir ou proibir a passagem de um ião através de um pequeno intervalo. Espera-se que isto dependa em parte do estado de ordem da ligação do ião. Tal situação, baseada na informação ou, equivalentemente, na entropia, indica um programa para as células biológicas análogo aos programas baseados no ADN polimérico. São os fluxos de iões através das membranas das células nervosas que permitem o armazenamento da memória humana nas redes de células nervosas do cérebro humano. Estas possuem aproximadamente a mesma magnitude para a densidade da capacidade de informação biológica e ultrapassam largamente o valor comparável dos dispositivos de memória dos computadores comerciais.

É de notar também que as propriedades magnéticas da água são novamente de grande interesse. De facto, um domínio ordenado coerente na água apresenta um diamagnetismo quase perfeito, embora o diamagnetismo total na água seja fraco. Isto deve-se ao facto de os tubos de fluxo magnético poderem permear as regiões normais da água, tal como podem permear os supercondutores de tipo dois através das suas regiões normais. Os tubos de fluxo magnético aprisionados podem também transportar informação e dar alguma direccionalidade ao que de outra forma seria água pura isotrópica.

Os domínios na água também apresentam um momento de dipolo elétrico rotativo. Se for aplicado um campo elétrico, formam-se cordas de domínios de água alinhados com o dipolo elétrico e muitas dessas cordas formam um feixe de cordas de campo dipolar. Se o campo for aplicado através da aplicação de uma tensão entre dois eléctrodos, o feixe começará num elétrodo e continuará no outro. Estas cadeias terão um efeito sobre a entropia e, por conseguinte, sobre a capacidade de informação da memória da água. Além disso, de acordo com o modelo de dois fluidos da estrutura da água, um ião poderia fluir praticamente sem fricção através do feixe de cordas de um elétrodo para o outro.

Finalmente, é de notar que, se os feixes destas cordas forem ortogonais a um campo magnético aplicado, podem ocorrer efeitos de ressonância de transporte iónico entre a parte variável no tempo do campo magnético e a frequência do ciclotrão associada à parte uniforme desse campo.

Implicações:

Daqui resulta que a ordenação da água em domínios coerentes produz uma estrutura suficiente para uma capacidade de memória verdadeiramente significativa. Este ponto de vista é apoiado pela termodinâmica estatística e pela teoria da informação. Verifica-se que os feixes de cordas polarizadas de domínios de água ordenados afectam o movimento iónico e podem atuar como interruptores em redes de células nervosas. Muitas destas acções devem ser mensuráveis através da utilização de técnicas de ressonância magnética.

Quais são as consequências de tudo isto? Para responder à objeção: *"Não parece haver nenhuma substância química ativa a produzir o efeito"*, basta recordar a possibilidade de efeitos dinâmicos, bem ilustrada pelo caso de uma fita magnética. Na investigação (Widom et al., 2010), verificou-se que, recorrendo à teoria electromagnética, foi confirmada a existência de domínios electromagnéticos na água. Estes são, na verdade, pequenas estruturas ferroeléctricas dentro das quais os campos eléctricos estão presos. Assim, a água é ferro-eléctrica e é isso que é fundamentalmente responsável por muitas propriedades intrigantes da água, incluindo a sua memória. Esta abordagem teórica geral parece ser indicativa do mecanismo provável responsável pelos efeitos mnémicos propostos no âmbito da ideia de *Medicina da Informação Quântica.*

O Dr. L. Montagnier, laureado com o Prémio Nobel, e os seus colaboradores sugeriram que os efeitos informativos electromagnéticos quânticos sustentam muitos processos de doença (Montagnier et al., 2011). Estes processos quânticos envolvem a ideia de um *Domínio de Coerência*, (CD). Por favor, pense num DC como uma estrutura aquosa dinâmica, que utiliza as propriedades especiais da água, tais como a sua dinâmica eletrónica e a resposta organizada a campos electromagnéticos, para receber informação codificada electromagneticamente a baixa frequência, e somar as excitações resultantes, de modo a promover a redistribuição dessa informação a frequências que podem afetar os sistemas biológicos. Um CD é um conjunto de electrões quase livres, funcionando como um semicondutor, em que a excitação coerente cria um espetro de níveis excitados coerentes a partir de vórtices de electrões quase livres coerentes resultantes, cujos dipolos magnéticos estão alinhados com campos magnéticos externos/terrestres. Os vórtices coerentes não têm fricção interna e, por conseguinte, têm um longo tempo de vida, pelo que as excitações aditivas somam um vórtice cuja frequência de rotação é a soma das frequências dos vórtices componentes. O CD é assim capaz de transformar o ruído ambiente, nomeadamente um conjunto de um grande número de excitações de baixa frequência, numa excitação única de alta frequência (Del Giudice et al., 2013). "Quando a frequência de oscilação do CD coincide com a frequência de oscilação de algumas espécies moleculares não aquosas presentes nos limites do CD, estas moléculas "convidadas" tornam-se membros do CD e são capazes de captar toda a energia armazenada, que se torna energia de ativação das moléculas convidadas; consequentemente, o CD é descarregado e um novo ciclo de oscilação pode começar" (Montagnier et al., 2011). Aqui, parece que podemos ter o mecanismo através do qual as frequências correctas (Brizhik 2003) para a interatividade biológica são alcançadas e distribuídas.

"O CD é uma cavidade autoproduzida para o campo EM devido ao conhecido mecanismo de Anderson-Higgs-Kibble ... que implica que o fotão do campo EM aprisionado adquire uma massa imaginária, tornando-se assim incapaz de sair do CD. É precisamente este auto-aprisionamento do campo EM que garante que a energia do CD tem um limite inferior finito. Devido a este auto-aprisionamento, a frequência do campo em do CD torna-se muito menor do que a frequência do campo livre com o mesmo comprimento de onda. . . . No caso da água líquida, o CD . . . inclui um conjunto de electrões quase livres que são capazes de aceitar a energia fornecida externamente e transformá-la em excitações coerentes (vórtices) cuja entropia é muito inferior à entropia da energia recebida" (Montagnier et al., 2011).

Nos sistemas biológicos, quase toda a água se encontra a uma fração de um mícron ou menos de uma superfície ou de uma espinha dorsal molecular, sendo assim: *água interfacial*, que se comporta de uma forma quântica, onde a lei de Coulomb da eletrostática não se aplica. Nestas circunstâncias, as cargas semelhantes atraem-se. A própria biologia depende disso, de modo a permitir a acumulação de tecidos a partir de corpos celulares carregados negativamente (Del Giudice et al., 2013). Esta conclusão será aprofundada na secção de análise hadrónica do presente documento.

Em (Heinze et al., 2013; de Riedmatten, 2013) podemos ver um exemplo artificial simplificado do que acontece quando os fotões codificados são aprisionados. Esses fotões aprisionados e a sua codificação são convertidos em excitações colectivas coerentes de electrões no meio: *ondas de spin*. Armazenada desta forma, a informação codificada pode então ser recuperada. Pense neste mesmo processo como ocorrendo dentro dos domínios de coerência mais dinâmicos dos sistemas aquosos, que também actuam para somar energia e frequência de forma a distribuir a sua informação armazenada em energias e frequências alvo apropriadas para afetar os sistemas biológicos.

Capítulo 3

Provas experimentais:

Agora que os aspectos básicos da teoria de trabalho foram articulados, vamos debruçar-nos sobre as experiências replicáveis que evidenciam os efeitos que a teoria acima mencionada descreve. Embora as infelizes falsidades da história da humanidade tenham deixado o bom nome de Benveniste em ruínas, o seu trabalho em si não é corretamente definido através dessa desvalorização subjectiva a priori, pois a ciência é ou não comprovadamente, empiricamente correcta: a verdade científica é em todos os casos uma proposição objetiva. Recolhemos experiências replicáveis que demonstram exatamente o tipo de efeitos que Benveniste tinha imaginado. Essas experiências serão aqui apresentadas de forma muito condensada e, em seguida, será avançada uma interpretação quântica/hadrónica subjacente mais profunda.

Foi afirmado que o trabalho de Benveniste era falso e não podia ser repetido. Como referido acima, esta afirmação parece ser incorrecta. Embora a ciência ortodoxa feche os olhos ao facto, as experiências seguintes fazem agora parte do registo científico válido (Norman, et al. 2016). Vamos selecionar uma pequena amostra representativa do importante trabalho que foi realizado e condensar muito brevemente os resultados e

conclusões.

1. Em (Foletti et al. 2012) *Descoberta experimental sobre a transferência de informações eletromagnéticas de sinais moleculares específicos mediados pelo sistema aquoso em dois modelos celulares humanos*, uma frequência portadora de 7 Hz modulada a 3 kHz é codificada com informações moleculares eletromagneticamente derivadas do ácido retinoico, um conhecido agente de diferenciação celular. Os mesmos efeitos esperados da molécula real foram

evidenciados apenas a partir da informação com a qual está associada, conforme demonstrado nas células de neuroblastoma LAN-5 e de teratocarcinoma de tronco NT2/D1, tanto no crescimento celular como na morfologia das células semeadas e cultivadas em preparações aquosas codificadas por informação.

"Métodos: O ácido retinóico, um agente químico diferenciador bem conhecido, foi colocado à temperatura ambiente na bobina de entrada ligada a um oscilador (VEGA select 719), enquanto o meio de cultura para células de neuroblastoma humano (LAN-5) e células de teratocarcinoma estaminal humano NT2/D1 foi colocado na bobina de saída e exposto a sinais durante 1 hora. No final, o oscilador foi desligado e as células de neuroblastoma LAN-5 e de teratocarcinoma estaminal NT2/D1 foram semeadas, respetivamente, no meio condicionado, tal como referido, numa incubadora em condições controladas. Após 5 dias de incubação, as células foram examinadas por diferentes estratégias, tais como parâmetros morfológicos e bioquímicos.

Resultados: Foi demonstrado que os sinais electromagnéticos provenientes da molécula de ácido retinóico podiam ser registados e armazenados pelo sistema aquoso do meio de cultura celular. As células semeadas no meio condicionado eletronicamente receberam informação física gerando uma diminuição estatisticamente significativa da atividade metabólica e alterações na estrutura fenotípica com protrusão típica de células neuronais diferenciadas. Conclusões: Estes resultados experimentais fornecem algumas evidências de que a água pode ser sintonizada de forma ressonante pelo procedimento de Transferência de Informação Electromagnética adequadamente transportada através de uma frequência portadora fornecida pelo oscilador de uma forma que parece relacionada com a estrutura química da molécula de origem como, neste caso, o ácido retinóico."

2. Em (Foletti et al. 2014) *Electromagnetic information delivery as a new tool in translational medicine,* vemos que uma frequência portadora de 7Hz modulada a 3 kHz foi codificada com informação molecular electromagneticamente derivada do ácido retinóico, um conhecido agente de diferenciação celular. Os resultados: "A linha de

células de neuroblastoma LAN-5 foi cultivada durante 4 dias em meio padrão (CTR) ou na presença de sinal de ácido retinóico blindado (RA-ECM blindado); a molécula de ácido retinóico foi utilizada como controlo positivo (RA). A proliferação celular foi então analisada por contagem direta de células. Os resultados mostraram que a LAN-5 cultivada com o meio condicionado eletronicamente protegido não apresentou quaisquer alterações na taxa de proliferação em comparação com o controlo.

Os sinais electromagnéticos do ácido retinóico não afectam a viabilidade celular

. . a redução da taxa de proliferação celular está correlacionada com o sistema de informação electromagnética, ao passo que não está correlacionada com um aumento da morte celular. A linha celular de neuroblastoma LAN-5 foi cultivada durante 4 dias em meio padrão (CTR) ou na presença de sinais de ácido retinóico (RA-ECM), enquanto a molécula de ácido retinóico foi utilizada como controlo positivo (RA). A mortalidade celular foi analisada pelo teste de exclusão do azul de Tripan. Os resultados mostraram um aumento sustentado da mortalidade celular nas células tratadas com ácido retinóico, em comparação com as células de controlo. Por outro lado, as células cultivadas no meio condicionado eletronicamente, recebendo informações electromagnéticas físicas do AR, não apresentaram diferenças na mortalidade celular em comparação com o controlo" e "Curiosamente, as células cultivadas na presença do sinal eletromagnético do AR (RA-ECM) apresentaram uma diminuição estatisticamente significativa do crescimento celular, à semelhança do tratamento com AR, mas sem alterações na mortalidade celular. Estes resultados sugerem que o sistema de informação electromagnética é capaz de induzir a diminuição do crescimento celular sem afetar a viabilidade celular."

[Note-se a *presença* de efeitos activos do campo informativo comprovadamente semelhantes à atividade biológica conhecida da molécula de origem, e a *ausência* de toxicidade química associada - esta última bastante diferente da molécula química da qual a informação foi derivada].

3. Em (Foletti et al. 2011) "*Differentiation of human LAN-5 neuroblastoma cells induced by extremely low frequency electronically transmitted retinoic acid*" vemos os

mesmos resultados altamente replicáveis, desta vez usando o campo diretamente:

"MÉTODOS: O ácido retinóico foi colocado à temperatura ambiente numa bobina ligada a um oscilador (VEGA select 719), enquanto as células de neuroblastoma LAN-5 foram colocadas numa outra bobina e incubadas em condições controladas. O oscilador foi então ligado durante 12 horas por dia durante 5 dias, após o que as células foram contadas e a morfologia estudada por microscopia de contraste.

RESULTADOS: O efeito do agente diferenciador adicionado à cultura celular por meios físicos gera uma diminuição do crescimento celular, da atividade metabólica e a protrusão de uma estrutura semelhante a um neurónio, típica das células diferenciadas.

CONCLUSÕES: Estes resultados preliminares sugerem que as moléculas de ácido retinóico emitem sinais que podem ser transferidos para as células de neuroblastoma LAN-5 por meios físicos artificiais de uma forma que parece estar relacionada com a estrutura química das moléculas de origem."

Tão importante como estes estudos que demonstram claramente os efeitos vitais sobre as células malignas, são outros de igual fiabilidade e replicabilidade que demonstram uma influência informativa eficaz sobre vários tipos de agentes patogénicos infecciosos *apenas através da informação* molecular extraída dos antibióticos. Quão potente é o efeito? Funciona em muitos agentes patogénicos bacteriológicos infecciosos comuns e problemáticos, e também no flagelo moderno do MRSA resistente ao tratamento!

4. Em (Heredia-Rojas et al. 2015) Antimicrobial Effect Of Vancomycin ElectroTransferred Water Against *Methicillin-Resistant Staphylococcus Aureus* Variant, podemos assistir à redução do MRSA:

"Material e Métodos: As culturas de MRSA foram tratadas com amostras de água electrotransferidas com vancomicina, vancomicina (4,0 e 8,0 µg/mL), amostras de água sham electrotransferidas (água para água) e amostras de água não transferidas (meio isolado). A inibição do crescimento foi avaliada em meio de cultura líquido e sólido, espectrofotometricamente e por determinação de CFU, respetivamente.

Resultados: Os dados obtidos mostraram que, ao transferir informações de vancomicina (4,0 e 8,0 µg/mL) para amostras de água, o crescimento de MRSA cultivado foi significativamente (p<0,05) inibido (até 35%), em comparação com as culturas tratadas com eletrotransferidos para água ou cultivadas apenas em meio (0% de inibição de crescimento).

Conclusão: Este estudo in vitro sugere que as amostras de água que são transferidas eletronicamente com informação sustentada por vibração de vancomicina são capazes de inibir o crescimento de *S. aureus resistente à meticilina* cultivado axenicamente."

5. Em (Heredia-Rojas et al, 2011) *Entamoeba histolytica* and *Trichomonas vaginalis*: Trophozoite growth inhibition by metronidazole electro-transferred water, vemos o mesmo mais uma vez, agora trabalhando para melhorar a proliferação de *Entamoeba histolytica* e *Trichomonas vaginalis*.

"Este trabalho demonstra que, ao transferir informações sobre o metronidazol para amostras de água através de um amplificador eletrónico (dispositivo BRT), o crescimento de trofozoítos de cultura axénica de *Entamoeba histolytica* e *Trichomonas vaginalis* é significativamente inibido, em comparação com as culturas tratadas com amostras de água não electrotransferidas e com amostras simuladas. Foi utilizado como referência um controlo positivo de metronidazol, um medicamento citotóxico bem conhecido contra parasitas."

"Em conclusão, o nosso estudo in vitro sugere que as amostras de água que são transferidas eletronicamente com informação vibracional de metronidazol são capazes de inibir o crescimento de trofozoítos de *E. histolytica* e *T. vaginalis* cultivadas axenicamente. "

6. Em (Heredia-Rojas et al, 2012) "Antimicrobial effect of amphotericin B electronically activated water against *Candida albicans*, " vemos os mesmos efeitos informativos demonstrados mais uma vez num agente patogénico diferente.

"Foi demonstrado que, ao transferir informações sobre anfotericina B (125 µg·ml⁻¹)
para amostras de água por um amplificador eletrônico (dispositivo BRT), o
crescimento de *Candida albicans* em cultura foi significativamente (P <0,05) inibido
(46% de inibição do crescimento), em comparação com as culturas tratadas com
amostras de água eletroativadas simuladas (0% de inibição do crescimento) e um
controle positivo de anfotericina B (125 µg·ml⁻¹ ; 80% de inibição do crescimento).
Evidências de um efeito biológico mensurável por amostras de água eletroativadas que
de alguma forma adquire, ou pelo menos imita, a propriedade antifúngica da
anfotericina B foram demonstradas no presente estudo."

Convidamos o leitor a examinar em pormenor cada um dos estudos acima referidos.
Recordamos que seleccionámos para representar aqui apenas uma pequena amostra
representativa de um conjunto mais vasto de trabalhos. [Ver: (Norman et al., 2016 e as
referências nele contidas; Endler et al. 1995; Thomas et al., 2000). Examine os vários
métodos de avaliação utilizados nos estudos condensados acima, incluindo medidas
precisas como a transcrição reversa de PCR, microscopia de contraste e outros. O
mesmo efeito é demonstrado repetidamente. Benveniste estava correto. As acusações
feias que arruinaram a sua carreira e boa reputação podem ser deixadas de lado como
falsas.

Capítulo 4

Análise magnecular e a ponte H: órbitas toroidais polarizadas.

Pode ser possível aplicar uma análise magnecular e obter uma visão ainda mais profunda dos fenómenos e efeitos que demonstrámos. Para esse efeito, começaremos por articular algumas das especificações particulares dos magnecules.

". . . as magnegas têm um conteúdo energético variável, um peso específico variável e um número de Avogadro variável." (Santilli 2005 p. 101)

"Alternativamente, a estrutura magnecular pode também ser interpretada como uma forma invulgar de "semi-líquido", no sentido em que a ligação magnecular está muito mais próxima das chamadas "pontes H" do estado líquido da água. O aumento da pressão aproxima evidentemente os magnegas progressivamente do estado líquido, processo contínuo que só pode ocorrer para um número de Avogadro variável." (Santilli 2005 p. 101)

"As magnéculas têm pesos atómicos médios anómalos, no sentido em que são maiores do que os de qualquer constituinte molecular...." (Santilli 2005 p. 23)

"Os magnecules de Santilli em gases, líquidos e sólidos consistem em aglomerados estáveis compostos por moléculas convencionais, e/ou dímeros, e/ou átomos individuais ligados entre si por polaridades magnéticas opostas de polarizações toroidais das órbitas de pelo menos os electrões atómicos periféricos quando expostos a campos magnéticos externos suficientemente fortes, bem como a polarização dos momentos magnéticos intrínsecos dos núcleos e electrões." (Santilli 2005 p.21)

"Os magnecules podem decompor-se em fragmentos sob colisões suficientemente energéticas, com subsequente recombinação com outros fragmentos e/ou moléculas convencionais, resultando em variações no tempo dos picos espectrográficos (chamadas mutações temporais dos pesos magneculares)" (Santilli 2005 p. 22) "As substâncias com estrutura magnecular têm características físicas anómalas, tais como densidade específica anómala, viscosidade, tensão superficial, etc., em comparação com as características dos constituintes moleculares convencionais" (Santilli 2005 p. 23).

"As magnéculas podem acumular ou perder, durante a colisão, átomos individuais, dímeros ou moléculas" (Santilli 2005 p. 22)

"As magnéculas libertam em reacções termoquímicas mais energia do que a libertada pelas mesmas reacções entre constituintes moleculares não polarizados" (Santilli 2005 p. 23)

"... o teste na PCFL forneceu a primeira prova experimental de mutação no tempo do peso atómico das magnéculas. De facto, o pico ... é macroscopicamente diferente. . Esta diferença fornece provas de que, ao colidir, os magnecules podem decompor-se em moléculas comuns, átomos e fragmentos de magneclusters, que depois se recombinam com outras moléculas, átomos e/ou magnecules para formar novos clusters." (Santilli 2005 p. 82)

Propomos que a água coerente da Zona de Exclusão (ZE) ao longo das superfícies hidrofílicas, que é tão essencial para os processos biológicos, é demonstrativa de um tipo particular de estrutura magnecular. Ao contrário do caso da acreção de hidrogénio em gases, que requer grandes campos magnéticos ao longo das linhas de 10 a 12 Gauss (Santilli, 2012, p. 3), o dinamismo dentro do sistema aquoso existente de criação magnecular aquosa pode ser observado com baixa força de campo EM, e, a própria zona coerente EZ pode ser criada, estendida e alimentada, por níveis relativamente baixos de radiação IR (Pollack 2013, *2013a*). A instanciação de informações moleculares no meio aquoso pode ser realizada através da codificação de uma frequência portadora de baixa energia de 7 Hz para fornecer as pequenas perturbações a serem somadas em processos de CD coerentes que produzem uma estrutura vortical estável e de vida bastante longa e, em seguida, a informação distribuída funciona "epigeneticamente", se você quiser, o que significa que afeta como os genes são expressos criando morfologia manifesta, desenvolvimento funcional e proliferação manifesta, mas não afeta a codificação genética em si (Borghini et al., 2012). Toda esta atividade, incluindo a distribuição de informação quimicamente derivada e codificada, que actua como uma espécie de alocação epigenética de informação, acontece através de dinâmicas físicas que podem ser expressas no âmbito da teoria hadrónica e da QED. Del Giudice (2012) afirma que: "De acordo com a Eletrodinâmica Quântica (QED), estes campos são capazes de atrair moléculas em co-escolha, dando origem a atracções químicas selectivas regidas por códigos químicos específicos." Em estreita analogia com a forma como as magnéculas parecem alterar as propriedades de combustão expressas de combustíveis específicos, também este efeito epigenético informativo cria alterações no resultado expresso de energias e formas biológicas. Neste caso, a nova espécie magnecular particular representada na água da zona de exclusão coerente é da forma $H\,O_{32}$, de acordo com a evidência experimental reunida pelo Dr. Gerald Pollack (2013; *2013a* e outros). Aqui vemos uma nova, maior e composta estruturação de não-valência criada por meio de ligações H. Esta parece ser uma magnécia informativa com funcionalidade distributiva dinâmica. A sua *viscosidade* colectiva *é divergente* da molécula de água "mãe" por um fator de até dez (Karbowski e Persinger, 2015, p. 6), e as suas propriedades e tamanho mudam sob condições de exposição a IR, sob campos em e magnéticos específicos, como referido acima e/ou, em alguns casos, "espontaneamente" ao longo do tempo (Persinger, 2015). No entanto, o conteúdo informativo e a expressão que deriva do processo de CD coerente quase sem fricção são notavelmente estáveis (Del Guidice et al., 2013; Monagnier et al., 2011). Outro aspeto anómalo: o índice de refração e, por conseguinte, a densidade da água EZ, é dez por cento superior à da água a granel (Pollack, 2013). Quanto aos efeitos da pressão, o Dr. Pollack afirma: "A água EZ tem uma densidade mais elevada do que a água a granel. Se pegarmos em $H_2\,O$ e o colocarmos sob pressão, deve dar H3O2 porque a estrutura EZ é mais densa do que o $H_2\,O$. Fizemos as experiências e descobrimos que, de facto, é esse o caso. Se colocarmos

H_2O sob pressão, obtém-se mais água EZ." (Mercola 2013) (Note-se a semelhança com os processos magneculares acima referidos).

É evidente que a inversão do tempo não desempenha qualquer papel nos sistemas biológicos. Nenhuma célula humana ou biológica rejuvenesce com o tempo, tal como não se pode esperar que as gotículas pulverizadas de um frasco de perfume possam, de alguma forma, voltar a fundir-se no recipiente de onde provêm. No entanto, DEVE haver um espetro completo de trocas temporais para além dos limites da relatividade evidenciado nos sistemas biológicos (Santilli, 2008 p. 517). Pense-se na experiência de escolha retardada de Wheeler, que demonstrou uma influência temporal que se estende ao passado (Manning et al., 2015), e também na Atividade Antecipatória Preditiva (Mossbridge et al. 2014), que demonstra a evidência humana, biológica e fisiológica da clara influência e presença de eventos futuros representados *antes da sua atualização temporal*, como efeitos visíveis no presente. Podemos, portanto, definir a magnécula em questão como uma hipermagnécula (Santilli, 2005 p. 23; 2008 p. 511). Convidamos o leitor a considerar o trabalho de Montagnier para ver o exemplo mais claro de estrutura biológica criada através de EM codificado de baixa intensidade no contexto da capacidade mnémica informativa aquosa (Montagnier, et al. 2011; 2014). O próprio ADN pode ser formado a partir de ingredientes brutos de PCR sem qualquer vestígio de um modelo físico de ADN! Apenas o EM codificado é necessário para afetar o sistema mnémico aquoso e, por isso, compreendemos que os processos que sustentam a própria doença e também os da saúde estão profundamente ligados à dinâmica e distribuição informacional decorrente de processos aquosos magneculares. (Não esquecer que a estrutura helicoidal dupla do ADN se deve em grande parte à ligação de H entre pares de bases).

Após anos de investigação detalhada e exame experimental, a fração coerente da água da zona de exclusão a que Del Giudice se refere foi derivada e articulada pelo Dr. Pollack como sendo da estrutura H3O2. A estrutura de água ligada a H do H3O2 tinha uma massa molar de 35,02262 ± 0,00081 g/mol. Lembre-se do facto conhecido de que H_2O tem uma massa molar de 18,01528 ± 0,00044 g/mol. Estes factos permitem a análise seguinte:

1. Em Del Giudice (2013), lemos: "Consequentemente, em cada T existe uma fração coerente Fc(T) de moléculas e uma fração não coerente Fnc(T) cuja soma é 1. As moléculas cruzam-se continuamente entre as duas fracções deixando constante o número total de moléculas coerentes e não coerentes."

2. O Dr. Pollack demonstrou claramente o aumento e a contração da camada da zona de exclusão em resposta a condições que incluem a exposição aos infravermelhos.

3. Além disso, Del Giudice (2013) afirma (ver artigo original para referências incorporadas): "A água perto de superfícies deve, portanto, exibir uma fração coerente muito maior do que a água a granel. A sua estrutura interna coerente deve permanecer estável no tempo, permitindo, ao contrário da água a granel onde ocorre um cruzamento contínuo entre as duas fracções, uma observação direta das consequências da presença de coerência. A profundidade da camada coerente junto a uma superfície é regida, segundo [7], pela intensidade do campo elétrico emitido pela superfície, que correlaciona coerentemente os dipolos eléctricos do CD. A profundidade da camada pode, portanto, atingir valores tão elevados como centenas de microns, muito maiores do que as profundidades de algumas camadas moleculares previstas pelas teorias convencionais baseadas na ligação H [9]."

4. Entre o cruzamento coerente não-coerente da água a granel espontânea e as várias influências e efeitos dinâmicos sobre o tamanho da zona de exclusão, podemos concluir que *todo o sistema aquoso é variável ao longo do tempo quanto à sua massa por mole.*

5. A variabilidade temporal da massa molar (número de Avogadro) é uma caraterística da estrutura magnecular.

6. Verifica-se que o biossistema aquoso hidrofílico/grande corresponde à espécie gasosa pura do magnésio através da variabilidade do número de Avogadro.

Condensação dos resultados:

a. Os sistemas aquosos biológicos apresentam variações no seu número de Avogadro.

b. A estrutura da água pode variar as suas ligações H "espontaneamente" ou em função de efeitos de campo específicos conhecidos para produzir alterações anómalas na viscosidade.

c. A água codificada coerente afecta a expressão energética biológica e a morfofuncionalidade.

d. Picos espectrais únicos/anómalos, alguns dos quais indicam a presença dos domínios de coerência hipotéticos das magnéculas informativas aquosas, são demonstrados pela água afetada/estruturada por campos (Persinger 2015; Murugan et al., 2015; Karbowski e Persinger, 2015; e referências citadas acima).

e. A água perde as suas propriedades magnéticas internas a 100 graus Celsius, o que indica a existência de uma temperatura de Curie.

f. A água ($H_2 O$) estrutura-se em $H O_{32}$ através da variação intermolecular das ligações H, formando uma massa diferente e mais pesada por mole. O próprio $H_2 O$ líquido recebe as suas características especiais, tais como a elevada temperatura de vaporização, através de pontes intermoleculares de H, que podem muito bem não ser mais do que pedaços de estrutura electromagnética polarizada (ver abaixo).

g. A informação codificada electromagneticamente distribuída através da estrutura da água dependente da ligação H e da dinâmica coerente resultante nos sistemas biológicos afecta a expressão energética sistémica, a proliferação e a forma como um "efeito epigenético".

h. O índice de refração e, por conseguinte, a densidade implícita da água EZ, é dez por cento superior à da água a granel (Pollack, 2013). Noutro caso anómalo, a viscosidade da água coerente EZ pode ser até 10 vezes superior à do H_2O (Karbowski e Persinger, 2015, p. 6).

Ergo, a água líquida e os sistemas aquosos biológicos, em particular, podem ser definidos como: *magnecules*.

Com mais alguns factos, as implicações futuras tornar-se-ão claras.

Do livro do Dr. Pollack (2013) *A Quarta Fase da Água*: "A separação de cargas EZ assemelha-se muito ao passo inicial da fotossíntese, que implica a divisão da água junto a uma superfície hidrofílica. Esta semelhança pode ser auspiciosa: se esse primeiro passo funcionar tão eficazmente como na fotossíntese, então algum tipo de recolha de energia luminosa com base na água pode ter um futuro promissor. Os projectos construídos à volta da água poderão um dia substituir os actuais projectos fotovoltaicos." (p. 336).

Santilli (2005) escreve:

"Recorde-se que a química quântica foi incapaz de obter uma representação exacta e invariante das principais características da molécula de água a partir de primeiros princípios não adulterados, apesar dos esforços desenvolvidos ao longo do século passado. De facto, faltou um histórico de 2% na representação da energia de ligação da água, enquanto a representação dos seus momentos eléctricos e magnéticos estava embaraçosamente errada mesmo nos sinais." (Santilli 2005, p. 142).

É necessária uma nova abordagem. A mecânica hadrónica é essa abordagem. O Dr. Santilli também derivou uma nova explicação quantitativa subjacente para as ligações H que é explicável inteiramente dentro dos limites conhecidos da QED (Santilli, 2005, 2008, 2012 e outros). Como se sabe, as características únicas da água líquida, como a elevada temperatura de vaporização, podem ser atribuídas ao papel desempenhado pelas pontes de H. Em vez da descrição familiar da formação de ligações H que envolve a distribuição desigual de cargas moleculares e a troca de protões, o Dr. Santilli oferece um modelo quantitativamente específico baseado na formação de ligações H e na aderência intermolecular através da atração primária de órbitas de electrões toroidais *polarizados* reais (distintas das orbitais, que são objectos matemáticos abstractos e não objectos físicos). (Santilli 2005, p. 31; 2012).

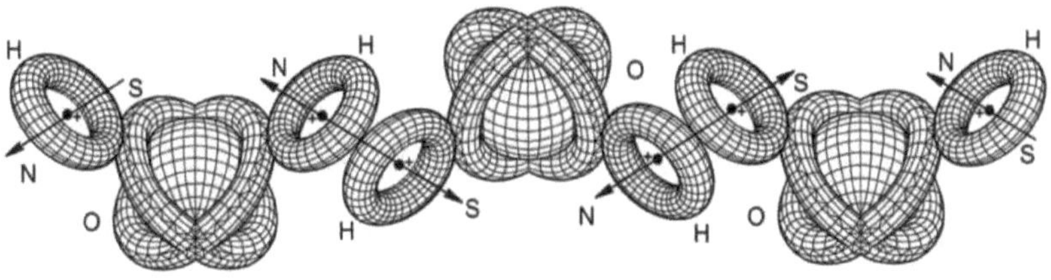

Figura 1. Uma das possíveis ligações magneculares de átomos de H no estado líquido da água.

Representação pictórica da água líquida, tal como é hipotetizada no modelo de órbita toroidal polarizada da ponte H de Santilli. Figura

utilizado com a autorização do Dr. Santilli.

Devido ao facto de, nos sistemas informáticos aquosos, estarmos perante uma estrutura ferroeléctrica com propriedades mnémicas, não nos surpreenderá descobrir que a organização magnética interna do sistema é perturbada pelo aumento da temperatura, tal como acontece com um íman, pelo que a *temperatura de Curie* é a do ponto de ebulição.

É agora possível formular uma hipótese a partir da teoria de Santilli (Santilli, 2005, 2008, 2012 e outros): As órbitas de electrões polarizadas toroidais (principalmente) induzidas/afectadas a uma forma geométrica específica e a uma dinâmica subsequente através de campos externos de IR, ELF e também de outros campos de base molecular, afectam a estrutura hidrofílica coerente da superfície da água para induzir ligações de hidrogénio, produzindo uma espécie magnecular da forma H3O2. Esta separação de cargas, que pode muito bem ser a base primária da própria fotossíntese, é portanto suscetível de ser definida como um fenómeno magnecular. A vida requer mais do que ligações de valência. A vida pode também depender da espécie molecular a que Santilli deu o nome de *magnécula*.

Capítulo 5

Possíveis implicações e pontos de discussão:

1. Se os efeitos evidenciados nas experiências acima citadas e condensadas forem concretizados na prática, o resultado poderá ser de grande importância. É evidente que a informação custa pouco e pode ser derivada electromagneticamente da estrutura molecular. Uma vez armazenada na memória de um computador e distribuída geograficamente como informação binária, convertida na extremidade recetora em EM codificada, poderia ajudar muitas pessoas a um custo reduzido, baixando os preços dos medicamentos ao substituir os medicamentos caros por informação barata e talvez reduzindo também a toxicidade do tratamento. Nesta fase inicial, parece que os efeitos são semelhantes à molécula da qual a informação é derivada e podem não ser tóxicos, ao contrário da molécula de origem tóxica. ·Uma vez que os campos não são limitados pela barreira hemato-encefálica, moléculas como a dopamina e a 5-HT podem ser codificadas e utilizadas em tratamentos, talvez afectando uma redução dos sintomas manifestos de Parkinson e de TOC, respetivamente. A dor crónica pode ser tratada sem recurso a fármacos que causam dependência e talvez a dependência possa também ser melhorada sem recurso a fármacos (Norman et al., 2016).

2. Como a memória informativa aquosa é ferro-eléctrica, talvez à medida que se cria uma melhor gravação usando fita magnética em branco, a temperatura Curie poderia ser usada para substituir inteiramente as propriedades magnéticas internas da água pelas de um campo codificado externamente, usando pressão para manter a água em estado líquido enquanto se aplica o referido campo, ou, criando condensação de gás a partir de temperaturas superiores a 100 graus C arrefecidos para encorajar o estado líquido emergente sob a aplicação de um campo informativo adequado.

3. Poderá a teoria de Santilli fornecer uma visão para além dos efeitos dos fenómenos "like likes like", e ver a sua causa? Poderá assim explicar a mecânica quantitativa que

liga a organização de gotículas de água com carga negativa em nuvens e a aderência conglomerativa de células e tecidos corporais com carga negativa? Serão as nuvens e as formas sistémicas biológicas magnéculas intra-conglomerativas?

4. Poderá a separação básica de cargas aquosas em que se baseia a fotossíntese ser utilizada para recolher energia radiante/solar? Poderá o aumento da viscosidade evidenciado pela água deixada no escuro ser interpretado como uma instanciação energética (Persinger, 2015; Karbowski e Persinger, 2015) e, em caso afirmativo, poderá o efeito ser utilizado para recolher energia do vácuo?

5. Serão os sistemas aquosos e, por conseguinte, os sistemas biológicos, magneculares? Serão os processos aquosos magneculares coerentes aqueles de que dependem a fotossíntese e a própria vida?

6. Uma vez que a fração coerente nos sistemas hidrofílicos aquosos é de forma magnecular (H_3O_2), os processos magneculares medeiam a coerência e, por conseguinte, os aspectos informativos coerentes? Em caso afirmativo, de que forma?

7. Montagnier demonstrou que os CDs dentro da água podem ser codificados de modo a somar e distribuir coerentemente a informação e criar ADN corretamente sequenciado a partir de ingredientes em bruto sem qualquer modelo químico. Será que a ciência vai reconhecer a verdade disto e colocar a magnécia de informação aquosa corretamente no centro dos processos de doença e do diagnóstico médico e, depois, olhar para esta dinâmica de modo a fazer avançar o tratamento médico para além da sua atual dependência de modos perigosos e dispendiosos de radiação e terapias medicamentosas?

Capítulo 6

Conclusão:

Nesta conjuntura do conhecimento humano, a ciência tem uma escolha; pode reconhecer as limitações das teorias relativistas e quânticas no que respeita aos sistemas aquosos e biológicos, ou não. Se a ciência optar por manter o rumo e agora, como antes, correr de cabeça para teorias baseadas numa base axiomática defeituosa, pouco mudará. No entanto, se a busca do conhecimento científico se libertar dos seus erros e começar a considerar o possível, a miséria humana poderá em breve ser transformada. Parece-nos que a evolução da própria vida se baseia em processos magneculares. O facto da água líquida é o facto da magnécula. Dentro desta espécie molecular está a esperança de energia limpa, combustíveis de queima limpa e, como este artigo aponta, o potencial para uma prática médica não tóxica *baseada na informação* e *na* sua distribuição magnecular dinâmica através de sistemas aquosos à medida que afectam os sistemas biológicos. Ao definir uma base funcional quantitativa da ponte H, Santilli pode ter colocado um tijolo vital no edifício do conhecimento humano. O mistério mais profundo da ciência é o da relação dinâmica entre as hipermagnéculas e os sistemas aquosos/biológicos que elas definem. É neste mistério que assenta o nosso futuro melhor. A energia limpa, a saúde humana e a prática médica não tóxica, barata e disponível gratuitamente, encontram-se na resposta a uma pergunta não reconhecida: "*O que é a magnécula?*

Referências:

Amyan, A. e Ayrapetyan, S. (2004) The Biological Effect of Extremely Low Frequency Electromagnetic Fields and Vibrations on Barley Seed Hydration and Germination. *The Scientific World Journal*, 4, 55-69.
http://downloads.hindawi.com/journals/tswj/2004/203158.pdfhttp://dx.doi.org/10.1100/tsw.2004.179

Amyan, A. e Ayrapetyan, S. (*2004a*) On the Modulation Effect of Pulsing and Static Magnetic Fields and Mechanical Vibrations on Barley Seed Hydration. *Physiological Chemistry and Physics and Medical NMR,* 36, 69-84.
http://www.ncbi.nlm.nih.gov/pubmed/15789974

Amyan, A. e Ayrapetyan, S. (2006) The Effects of EMF-Pretreated Distillated Water on Barley Seed Hydration and Germination Potential. Em: Ayrapetyan, S.N. e Markov, M.S., Eds., *BIOELECTROMAGNETICS. Current Concepts*, Springer, Dordrecht, 65-86.
http://link.springer.com/chapter/10.1007%2F1-4020-4278-7_4

Betti, L., Trebbi, G., Fregola, F., Zurla, M., Mesirca, P., Brizzi, M. e Borghini, F. (2011) Weak Static and Extremely Low Frequency Magnetic Fields Affect in Vitro Pollen Germination. *The Scientific World Journal*, 11, 875-890.
http://www.ncbi.nlm.nih.gov/pubmed/21516284
http://dx.doi.org/10.1100/tsw.2011.83
Brillouin, L. (1962) *Science and Information Theory*. Academic Press, Nova Iorque.

Brizhik, L.S., Musumeci, F. e Ho, M-W., Eds. (2003) *Energy and Information Transfer in Biological Systems*. World Scientific Publishing, River Edge.

Brizhik, L. e Foletti, A. (2014) Fenómenos Quânticos Não Lineares e Aspectos Biofísicos da Complexidade Relacionados com a Saúde e a Doença. *Jornal de Reguladores Biológicos e Agentes Homeostáticos*, **28**, 357-366.
https://www. researchgate. net/publication/

Cai, J., Popescu, S. e Briegel, H.J. (2010) Dynamic Entanglement in Oscillating Molecules and Potential Biological Implications. *Physical Review. E, Statistical, Nonlinear, and Soft Matter Physics*, **82**, 021921.
https://journals.aps.org/pre/issues/82/2

Chang, K.T. e Weng, C.I. (2006) O Efeito de um Campo Magnético Externo na Estrutura da Água Líquida Usando Simulação de Dinâmica Molecular. *Jornal de Física Aplicada*, 100, 043917.
https://www.researchgate.net/publication/228810050 O efeito de um campo magnético externo na estrutura de
água líquida através de simulação de dinâmica molecular
http://dx.doi.org/10.1063/T2335971
Chang, K.T. e Weng, C.I. (2008) Uma investigação sobre a estrutura de soluções aquosas de electrólitos de NaCl sob campos magnéticos. *Ciência dos Materiais Computacional*, 43, 1048-1055.
http://www.sciencedirect.com/science/article/pii/S0927025608001262
http://dx.doi.org/10.1016/j.commatsci.2008.02.020

Cifra, M., Fields, J.Z. e Farhadi, A. (2010) Electromagnetic Cellular Interaction. *Progress in Biophysics and Molecular Biology*, **105**, 223-246.
http://www.ncbi.nlm.nih.gov/pubmed/20674588
http://dx.doi.org/10.1016/j.pbiomolbio.2010.07.003

Davenas, E., Beauvais, F., Amara, J., Oberbaum, M., Robinzon, B., Miadonnai, A., Tedeshi, A., Pomeranz, B., Fortner, P., et al. (1998) Human Basophil Degranulation Triggered by Very Dilute Antiserum against IgE. *Nature*, 333, 816818.
http://www.ncbi.nlm.nih.gov/pubmed/2455231 http://dx.doi.org/10.1038/333816a0

Del Giudice, E. (2012) Emergência de Coerência Quântica em Água Líquida e Sistemas Aquosos. *Sétima Conferência Anual sobre a Física, Química e Biologia da Água* Vermont, EUA, 17-21 de outubro de 2012
http://www.waterjournal.org/uploads/vol5/supplement/DelGiudice.pdf
Del Giudice, E., Tedeschi, A., Vitiello, G. e Voeikov, V. (2013) Coherent Structures in Liquid Water Close to Hydrophilic Surfaces. *Journal ofPhysics: Conference Series*, 442, 012028.
http://iopscience.iop.org/article/10.1088/1742-6596/442/1Z012028
http://dx.doi.org/10.1088/1742-6596/442/1Z012028

De Ninno, A. e Castellano, A.C. (2011) Sobre o Efeito do Campo Magnético Fraco em Soluções de Ácido Glutâmico: A função da água. *Journal ofPhysics*: Conference Series, 329,012025.
http://iopscience.iop.org/article/10.1088/1742-6596/329/1/012025http://dx.doi.org/10.1088/1742-6596/329/1/012025

de Reidmatten, H. (2013) Viewpoint: Uma memória de longo prazo para a luz

Física 6, 80 http://physics.aps.org/articles/v6/80

Dunning-Davies, J. (2012) Uma discussão sobre estrutura e memória na água. *Jornal Hadrónico*, **35**, 661-669.

Endler, P.C., Citro, M., Pongratz, W., Smith, C.W., Vinattieri, C., Senekowitsch, F., (1995). Transferência de informação molecular utilizando um instrumento de biorressonância (BICOM) em ensaios com anfíbios. *Ata Medica Empirica* 44, 1-16.
Fesenko, E.E. e Gluvstein, A. (1995) Changes in the State of Water, Induced by Radiofrequency Electromagnetic Fields. *FEBSLetters*, **367**, 53-55.
http://www.sciencedirect.com/science/article/pii/0014579395005Q65
http7/dx.doi.org/10.1016/0014-5793(95)00506-5

Foletti, A., Ledda, M., D'Emilia, E., Grimaldi, S. e Lisi, A. (2011) Diferenciação de Células de Neuroblastoma Humanas LAN-5 Induzidas por Ácido Retinóico Transmitido Eletronicamente por Frequência Extremamente Baixa. *O Jornal de Alternativa e*
ComplementaryMedicine, 17, 701-704.
http://www.ncbi.nlm.nih.gov/pubmed/21721927
http://dx.doi.org/10.1089/acm.2010.0439

Foletti, A., Ledda, M., D'Emilia, E., Grimaldi, S. e Lisi, A. (2012) Descoberta experimental sobre a transferência de informações eletromagnéticas de sinais moleculares específicos mediados pelo sistema aquoso em dois modelos celulares humanos. *The Journal of Alternative and ComplementaryMedicine*, 18, 258-261.
http://online.liebertpub.com/doi/abs/10.1089/acm.2011.0104?src=recsys&journalCod
e= acm

http://dx.doi.org/10.1089/acm.2011.0104

Foletti, A., Ledda, M., Piccirillo, S., Grimaldi, S. e Lisi, A. (2014) Entrega de informação electromagnética como uma nova ferramenta na medicina translacional. *Jornal Internacional de Medicina Clínica e Experimental*, 7, 2550-2556. http://www.ncbi.nlm.nih.gov/pmc/articles/PMC4211758/

Heinze, G., Hubrich, C., e Halfmann, T. (2013) Luz parada e armazenamento de imagens por transparência induzida electromagneticamente até ao regime de um minuto *Phys. Rev. Lett.* **111**, 033601 DOI: http://dx.doi.org/10.1103/PhysRevLett.111.033601

Heredia-Rojas, J.A., Torres-Flores, A.C., Rodriguez-De la Fuente, A.O., Mata-Cardenas, B.D., Rodriguez-Flores, L.E., Barron-Gonzalez, M.P, Torres-Pantoja, A.C. e Alcocer-Gonzalez, J.M. (2011) Entamoeba histolytica e Trichomonas vaginalis: Inibição do crescimento de trofozoítos por água electrotransferida com metronidazol. *Experimental Parasitology*, 127, 80-83. http://www.ncbi.nlm.nih.gov/pubmed/20603119 http://dx.doi.org/10.1016/j.exppara.2010.06.026

Heredia-Rojas, J.A., Gomez-Flores, R., Rodriguez-De laFuente, A.O., Monreal-Cuevas, E., Torres-Flores, A.C., Rodriguez-Flores, L.E., Beltcheva, M. e Torres-Pantoja, A.C. (2012) Efeito antimicrobiano da água activada eletronicamente com anfotericina B contra Candida albicans. *AfricanJournal ofMicrobiologyResearch*, 6, 3684-3689. http://www.academicjournals.org/article/article1380805042_Heredia-Rojas et al.pdf

Heredia-Rojas, J.A., Villarreal-Trevino, L., Rodriguez-De la Fuente, A.P., Herrera-

Menchaca, L.I., Gomez-Flores, R., Mata-Cardenas, B.D. e Rodriguez-Flores, L.E. (2015) Efeito antimicrobiano da água electrotransferida de vancomicina contra a variante de Staphylococcus aureus resistente à meticilina. *Jornal Africano de Medicinas Tradicionais, Complementares e Alternativas*, 12, 104-108.
http://dx.doi.org/10.4314/ajtcam.v12i1.15

Karbowski L. M., Michael A. Persinger, MA. (2015) Viscosidade variável da água como o fator de controle em quantidades energéticas que controlam os sistemas vivos: Interações físico-químicas e astronómicas *Cartas Internacionais de Química, Física e Astronomia* 4 1-9 ISSN 2299-3843

Lavenda, B.H. e Dunning-Davies, J. (1990) The Essence of the Second Law Is Concavity. *Foundations of Physics Letters*, 3, 435-441.
http://link.springer.com/article/10.1007%2FBF00665928#page-1
http://dx.doi.org/10.1007/BF00665928

Manning, A. G., Khakimov, R. I., Dall, R. G., Truscott, A. G. (2015) Experiência de gedanken de escolha retardada de Wheeler com um único átomo *Nature Physics* **11**, 539-542 doi:10.1038/nphys3343
http://www.nature.com/nphys/journal/v11/n7/full/nphys3343.html

Mercola, J. (2013) Extractos de uma entrevista com o Dr. Pollack:
http://articles.mercola.com/sites/articles/archive/2013/08/18/exclusion-zone-water.aspx

Montagnier, L., Aissa, J., Del Giudice, E., Lavallee, C., Tedeschi, A. e Vitiello, G. (2011) DNA Waves and Water. *Journal of Physics: Conference Series*, 306, 012007.
http://dx.doi.org/10.1088/1742-6596/306/1/012007

Montangnier L. (2014) Vídeo sobre a memória da água. Recuperado de:
https://www.youtube.com/watch?v=R8VyUsVOic0

Mossbridge J., Tressoldi P., Utts J., Ives J., Radin D., Jonas W. (2014) Predicting the
unpredictable: critical analysis and practical implications of predictive anticipatory
activity. *Fronteiras em Neurociência Humana.* **(8)** doi: *10.3389/fnhum.2014.00146*
http ://j ournal.frontiersin.org/article/10.3389/fnhum.2014.00146/full

Murugan, N.J., et al. (2015) Exposição mantida a água de nascente mas não a água
destilada dupla na escuridão e em condições tixotrópicas a campos magnéticos fracos
(-1 μT) temporalmente padronizados que deslocam os comprimentos de onda
espectroscópicos dos fotões: efeitos de diferentes materiais de proteção. *Journal
ofBiophysical Chemistry*, 6, 14-28.
http://dx.doi.org/10.4236/jbpc.2015.61002

Norman, R.L., Dunning-Davies, J., Heredia-Rojas, J.A. e Foletti, A. (2016) Quantum
Information Medicine: Bit as It-The Future Direction ofMedical Science:
Tratamentos antimicrobianos e outros tratamentos potencialmente não tóxicos. *World
Journal of Neuroscience*, 6, 193-207. http://dx.doi.org/10.4236/wjns.2016.63024

Norman, R. e Tamulis, A. (2016) Análise do processo evolutivo prebiótico
emaranhado quântico como informação integrada: das origens da vida ao fenómeno
da consciência. *Quantum Matter*, no prelo.
Pang, X.F. e Deng, B. (2008) Investigação das alterações nas propriedades da água
sob a ação de um campo magnético. *Science in China Series G: Physics, Mechanics
& Astronomy*, 51, 1621-1632.

http://phys.scichina.com:8083/sciGe/EN/abstract/abstract410149.shtml

Persinger M. A. (2015) Fenómenos tixotrópicos na água: Indicadores quantitativos de transformações casimir-magnéticas a partir de oscilações do vácuo (partículas virtuais) *Entropia*, 17, 6200-6212; doi:10.3390/e17096200

Pollack G. H. (2013) *A Quarta Fase da Água*. EBNER & SONS PUBLISHERS, SEATTLE WA.

Pollack G. H. (*2013a*) Vídeo sobre água eletricamente estruturada. Recuperado de: https: //www. youtube.com/watch?v=JnGCMQ8TJ_g

Popp, F.A. (1999) About the Coherence of Biophotons. "*Macroscopic Quantum Coherence f Proceedings of an International Conference on the Boston University* 112. World Scientific. http://www.stealthskater.com/Documents/Consciousness 31 .pdf

Prasad, A., Rossi, C., Lamponi, S., Pospisil, P e Foletti, A. (2014) NewPerspective in Cell Communication: Papel potencial da emissão de fótons ultra-fracos. *Journal of Photochemistry and Photobiology B*, **139**, 47-53. http://www. ncbi. nlm. nih. gov/pubmed/24703082 http://dx. doi.org/10.1016Zj.jphotobiol.2014.03.004

Rossi, C., Foletti, A., Magnani, A. e Lamponi, S. (2011) New Perspectives in Cell

Communication: Bioelectromagnetics Interactions. *Seminars in Cancer Biology*, **21**, 207-214. http://www.sciencedirect.com/science/article/pii/S1044579X11000289 http://dx. doi. org/10.1016/j. semcancer.2011.04.003

Sands D. (2016) *Are the Boltzmann and Thermodynamics Entropies always the Same?* in *UnifiedFieldMechanics,* eds. R. Amoroso, L. Kauffman e P Rowlands, World Scientific.

Santilli R. M. (2001) *Foundations of Hadronic Chemistry.* Kluwer Academic Publishers, Dordrecht.

Santilli R. M. (2005) *The New Fuels with Magnecular Structure*, International Academic Press. http://www.i-b-r.org/docs/Fuels-Magnecular-Structure.pdf

Santilli, R. M. (2008) [Projeto de 26 de fevereiro] *HADRONICMATHEMATICS, MECHANICSAND CHEMISTRY Volume III: Iso-, Geno-, Hyper-Formulations for Matter and Their Isoduals for Antimatter*. Imprensa Académica Internacional. http://www.i-b-r.org/docs/HMMC-III-02-26-08.pdf
Santilli R. M. (2012) [draft ofDec 20th] UM MODELO TENTATIVO DE ESTRUTURA MAGNECULAR DO ESTADO LÍQUIDO DA ÁGUA.

Tamulis, A., Berteska, L., Grigalavicius, M. e Baltrusaitis, J. (2016) Dinâmica quântica da auto-montagem de células fotossintéticas mínimas. *Quantum Matter*, **5**, 5. http://dx.doi.org/10.1166/qm.2016.1248

Thomas, Y, Schiff, M., Belkadi, L., Jurgens, P., Kahhak, L., Benveniste, J., (2000). Ativação de neutrófilos humanos por acetato de forbolmyristate transmitido eletronicamente. *Medical Hypotheses* 54, 33-39.

Trebbi, G., Borghini, F., Lazzarato, L., Torrigiani, P., Calzoni, G.L. e Betti, L. (2007) Os campos magnéticos fracos de frequência extremamente baixa aumentam a resistência das plantas de tabaco ao vírus do mosaico do tabaco e provocam actividades bioquímicas relacionadas com o stress.
Bioelectromagnetics, 28, 214-223.
http://onlinelibrary.wiley.com/doi/10.1002/bem.20296/abstracthttp://dx.doi.org/10.10 02/bem.20296

Vallee, P., Lafait, J., Legrand, L., Mentre, P., Monod, M.O. e Thomas, Y (2005) Effects ofPulsed Low-Frequency Electromagnetic Fields on Water Characterized by Light Scattering Techniques: Role ofBubbles. *Langmuir,* 21, 2293-2299.
http://www.ncbi.nlm.nih.gov/pubmed/15752018 http://dx.doi.org/10.1021/la047916u
Vallee, P., Lafait, J., Mentre, P., Monod, M.O. e Thomas, Y (*2005a*) Effects ofPulsed Low-Frequency Electromagnetic Fields on Water Using Photoluminescence Spectroscopy: Role ofBubble/Water Interface. *The Journal ofChemical Physics*, 122, 114513-114521. http://dx.doi.org/10.1063/L1860553

Widom, A., Srivastava, Y e Valenzi, V. (2010) The Biophysical Basis ofBenveniste Experiments: Entropia, Estrutura e Informação na Água. *Revista Internacional de Química Quântica*, 110, 252-256.
http ://onlinelibrary.wiley. com/doi/10.1002/qua.22140/abstract

Yamashita, M., Duffield, C.A. and Tiller, W.A. (2003) Direct Current Magnetic Field and Electromagnetic Field Effects on the pH and Oxidation-Reduction Potential Equilibration Rates of Water. 1. *Purified Water, Langmuir,* **19**, 6851-6856. http://pubs.acs. org/doi/abs/10.1021/la034506hhttp://dx.doi.org/10.1021/la034506h

Zhao, L., Ma, K. e Yang, Z. (2015) Alterações na rede de ligações de hidrogénio da água com diferentes externalidades. *Revista Internacional de Ciências Moleculares,* **16**, 84548489. http://www.mdpi.com/1422-0067/16/4/8454 http://dx.doi.org/10.3390/ijms16048454

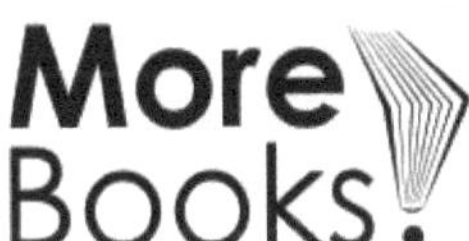

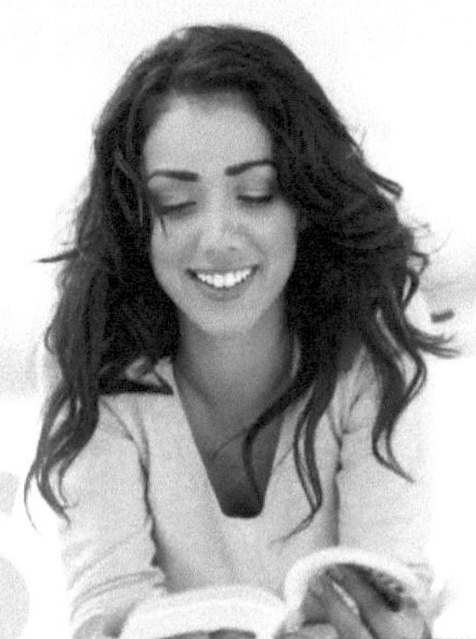

I want morebooks!

Buy your books fast and straightforward online - at one of world's fastest growing online book stores! Environmentally sound due to Print-on-Demand technologies.

Buy your books online at
www.morebooks.shop

Compre os seus livros mais rápido e diretamente na internet, em uma das livrarias on-line com o maior crescimento no mundo! Produção que protege o meio ambiente através das tecnologias de impressão sob demanda.

Compre os seus livros on-line em
www.morebooks.shop

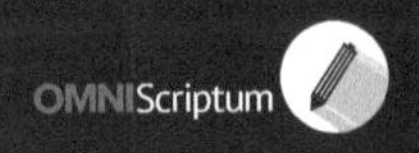

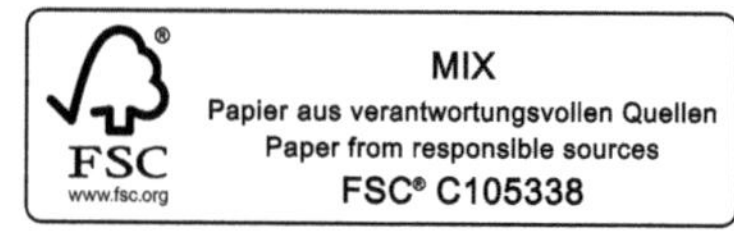

Printed by Books on Demand GmbH, Norderstedt / Germany